DE L'EMPLOI

DU

BALLON A AIR

DANS LES ACCOUCHEMENTS

PAR LE Dr J.-B. VINAY

Interne des hôpitaux de Lyon.

PARIS

ADRIEN DELAHAYE, LIBRAIRE-ÉDITEUR

PLACE DE L'ÉCOLE-DE-MÉDECINE

1873

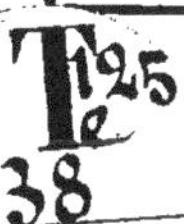

DE L'EMPLOI

DU

BALLON A AIR

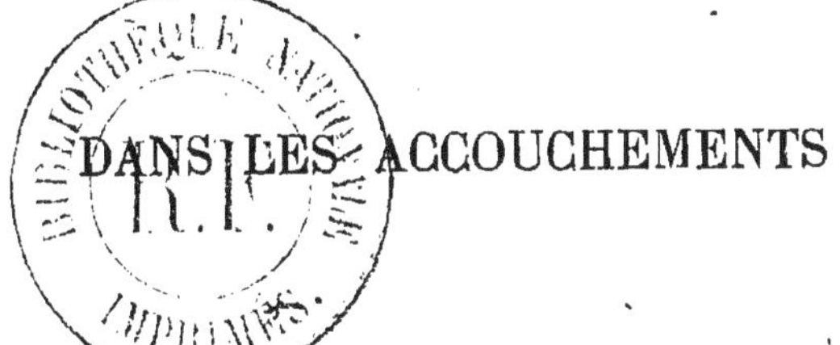

DANS LES ACCOUCHEMENTS

PAR LE Dr J.-B. VINAY
Interne des hôpitaux de Lyon.

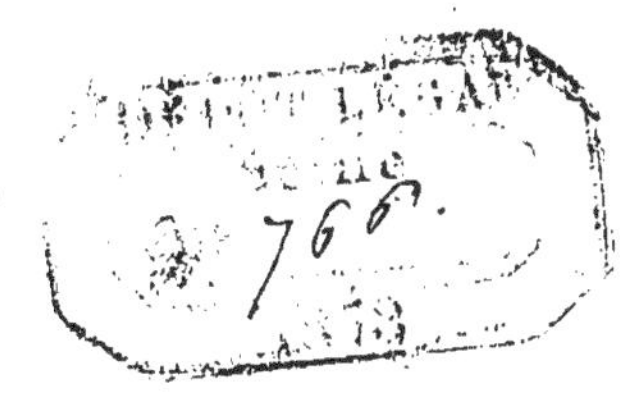

PARIS
ADRIEN DELAHAYE, LIBRAIRE-ÉDITEUR
PLACE DE L'ÉCOLE-DE-MÉDECINE
1873

Le but de ce travail est de présenter les résultats que nous avons obtenus, avec le ballon à air ou pessaire de Gariel, dans les diverses phases du travail utérin : avortement, accouchement provoqué, hémorrhagie et inertie utérine. Nous ne sommes pas le premier qui ayons eu l'idée d'utiliser pour l'obstétrique cet instrument ingénieux ; mais jusqu'à ce jour, il n'a rien paru, croyons-nous, qui puisse mettre en lumière tout l'avantage qu'on en peut retirer. Nous n'avons pas la prétention de remplir cette lacune, nous venons simplement offrir les résultats de notre pratique à la Maternité de Lyon. C'est sous l'inspiration de notre maître, M. Laroyenne, chirurgien en chef de la Charité, que nous avons commencé ce travail, c'est grâce à ses conseils que nous avons pu le terminer. Nous devons aussi des remerciements à nos collègues de la Maternité, MM. D. Mollière, Madier, Charrin, pour les observations qu'ils ont bien voulu nous transmettre et dont nous avons retiré le plus grand profit.

DE

L'EMPLOI DU BALLON A AIR

DANS LES ACCOUCHEMENTS.

INTRODUCTION.

C'est M. Rodet, à Lyon du moins, qui a eu le premier, l'idée d'employer le ballon à air chez une femme en travail. Comme nous le montrerons plus loin, il l'a surtout regardé comme un obturateur, empêchant mieux que le tampon de charpie, l'hémorrhagie produite par l'insertion vicieuse du placenta.

Depuis plusieurs années, un autre praticien de Lyon, M. Pomiès, l'a employé pour combattre l'hémorrhagie qui suit souvent l'avortement.

Des auteurs classiques, M. Joulin est le seul qui s'étende au long sur les avantages qu'on en peut retirer dans l'avortement. Il le regarde comme préférable au tampon qui est parfois difficilement supporté. Mais cet auteur, comme M. Rodet, n'envisage le ballon à air que comme hémostatique, il n'en est nullement question dans le chapitre consacré aux diverses méthodes employéespour provoquer soit l'avortement, soit l'accouchement prématuré.

Dans les auteurs allemands, il est vrai, il est question d'un instrument analogue, le calpeurynter de Braün, qu'on distend avec de l'eau et dont personne ne se sert en France.

Nægelé qui en parle beaucoup et le décrit minutieusement, lui reproche de n'être pas assez solide et de coûter trop cher.

D'après M. Stoltz, il s'est montré insuffisant dans cinq cas de rétrécissements pelviens, et dans douze cas de maladie, il a mieux réussi, probablement parce qu'il y avait déjà une grande disposition au travail.

Nous regrettons vivement de n'avoir pu établir des expériences comparatives entre l'instrument de Braün et le ballon à air. Nous dirons pourquoi. Nous croyons, néanmoins, qu'en présence des faits que nous relatons, on ne pourra contester l'influence de ce dernier instrument sur les contractions utérines, influence que nous voulons spécialement mettre en relief. Dans des accouchements normaux, nous avons vu les douleurs se rapprocher, augmenter de durée et d'intensité, chaque fois que nous nous sommes servi du ballon à air. Ce point-là est acquis.

D'autre part, cet instrument présente de grands avantages, il est d'un prix modéré, il se distend plus ou moins, se moule sur les parois vaginales sans causer ces douleurs que l'on a tant reprochées au tampon de Schœller, par exemple. Il est facile à introduire ainsi qu'à retirer. Enfin, il peut être laissé à la disposition d'une garde-malade, car jusqu'à présent, son application n'a jamais présenté, non-seulement, la moindre difficulté, mais encore le moindre accident.

Un autre instrument analogue, c'est *la vessie de Hüter*, que l'on distend également avec de l'eau ; mais elle présente le grave inconvénient, comme toutes les membranes animales, de se putréfier au bout de quelques jours.

Le caoutchouc, il est vrai, se fendille au bout d'un certain temps, mais en prenant quelques précautions élémentaires, une boule en caoutchouc peut servir au moins une année. A ce propos, nous donnons ce conseil en passant : c'est de ne point se servir d'huile ou de graisse, ou cérat pour faciliter son introduction, il est préférable de se servir de glycérine, qui n'est point sujette à se dédoubler comme les corps gras cités plus haut.

Enfin, il sera bon de varier les dimensions de la boule, suivant qu'on aura affaire à une primipare, à une multipare. Chez cette dernière, on le sait, la *réceptivité* du vagin est notablement accrue, et si l'on veut agir efficacement sur les contractions utérines, il est bon que le contenu soit en rapport avec le contenant comme dimension, car il nous a semblé que les différents instruments que nous passons en revue, vessie de porc, calpeurynte et pessaire à air, n'agissent pas seulement par leur action directe, mmédiate, tangible sur le col de l'utérus. Il peut encore se faire, qu'en comprimant d'une façon continue les parois vaginales, ils agissent d'une façon détournée, réflexe si l'on veut, sur la fibre utérine, et provoquent sa contraction. C'est là une simple vue de l'esprit sans doute, mais on connaît les inconvénients graves que comportent les opérations pratiquées, non-seulement sur le col, mais en général dans la sphère utérine, pendant la grossesse; on sait que l'avortement, l'accouchement prématuré en est le plus souvent la conséquence. Aussi nous permettra-t-on dans cet ordre d'idée de hasarder une hypothèse, c'est, du reste, la seule à laquelle nous nous livrerons.

Nous passerons successivement en revue les différentes périodes de la grossesse, dans lesquelles a été employée la méthode que nous préconisons. Il y aura naturellement quatre divisions : avortement, hémorrhagie par insertion vicieuse du placenta, accouchement provoqué, inertie utérine.

CHAPITRE PREMIER

AVORTEMENT.

Dans son travail sur l'allongement œdémateux avec prolapsus du col utérin pendant la grossesse et l'accouchement (1), M. Guéniot cite deux cas d'avortement provoqués par l'emploi du pessaire à air.

L'un est tiré d'une thèse de M. Séguier (obs. 6). Mme M..., âgée de 27 ans, eut une première grossesse à 23 ans. Deux ans plus tard, elle redevint enceinte, le col utérin se présenta à la vulve, causa de la gêne, et une sage-femme, après avoir fait rentrer le col dans le vagin, plaça, pour l'y maintenir, un pessaire qui ne fut supporté que deux jours, et fut suivi d'avortement à trois mois et demi, huit jours après son application.

Le second cas est de M. Malhéné (obs. 9). Il s'agit encore d'une tumeur formée par le col utérin prolapsé entre les grandes lèvres, la femme étant enceinte de deux mois et demi. Pour remédier à cet accident, le chirurgien se proposait d'employer le procédé de Desgranges (avec des serres-fines), mais il voulut, auparavant, tenter l'effet d'un pessaire à air. Deux jours après l'application de cet appareil, la femme avorta.

(1) Archives générales de médecine. Juillet 1872.

Aussi l'auteur, dans ses conclusions, donne-t-il le sage précepte suivant : pour remédier au prolapsus pendant la grossesse, il faut faire rentrer l'organe dans le vagin, maintenir la réduction au moyen d'un tampon et d'un bandage de toile appliqué sur la vulve. L'emploi des pessaires, étant très-dangereux pour la grossesse, devra être sévèrement proscrit, de même que toute opération qui intéresserait le vagin ou le col de la matrice.

Après deux faits de ce genre, on comprend, sans qu'il soit besoin d'insister, le parti que l'on pourra tirer du ballon à air dans les cas nécessitant l'avortement provoqué, c'est-à-dire dans les cas bien déterminés où l'on met la vie de la mère au-dessus de la vie de l'enfant.

Nous n'avons pas rencontré de cas analogues pendant notre internat à la Maternité ; mais, en présence des deux résultats rapportés par M. Guéniot, nous croyons que le ballon à air, s'il ne détermine pas à lui seul l'avortement, préparera la voie à l'éponge préparée — la meilleure méthode incontestablement — d'autant mieux que dans certains cas l'étroitesse du canal cervical empêche l'intromission, soit de l'éponge, soit de tous corps analogues devant pénétrer dans l'utérus.

D'autre part, il pourra terminer heureusement un avortement commencé au moyen de l'éponge préparée, car il arrive parfois que l'utérus se montre rebelle à un moyen unique, il faut alors recourir à des méthodes plus complexes. Nous verrons, d'après M. Stoltz, que les mêmes faits se présentent souvent à une époque plus avancée de la grossesse.

D'une façon générale, le symptôme qui domine dans l'avortement, c'est l'*hémorrhagie*, soit qu'elle précède ou accompagne les douleurs expultrices, soit qu'elle coïncide avec la délivrance.

Nous nous garderons bien de discuter ici les différentes indications que comporte un pareil accident. Nous ferons seulement remarquer que l'emploi du ballon à air est réellement avantageux lorsque l'avortement est devenu fatal (rupture des membranes, mort du fœtus), ou encore lorsque l'hémorrhagie nécessite une prompte intervention.

Voici une observation qu'a bien voulu me transmettre M. le Dr Pomiès :

Mme C..., enceinte de trois mois environ, est prise, le 12 mars 1869, d'une hémorrhagie utérine abondante. Au toucher, le col est complètement fermé, saillant. Il n'y a pas de coliques.

Les quatre jours suivants, il n'y eut pas d'hémorrhagie, mais à partir du 16, il y eut quelques accès de fièvre irréguliers.

Dans la nuit du 18 au 19, coliques vives, perte de sang très-abondante; le col est aminci, ouvert de la largeur d'une pièce de 1 franc. On sent le corps du fœtus. Application du pessaire Gariel à neuf heures et demie du matin. Les coliques deviennent plus fortes, le pessaire est expulsé à trois heures, et à quatre heures on trouve le col souple, aminci, de la largeur d'une pièce de 2 francs. M. Pomiès se décide à pratiquer l'avortement forcé. Extraction facile du fœtus. Le placenta présente une certaine difficulté à cause des adhérences.

Les suites immédiates ne présentèrent rien de particulier, mais le 13 avril, la malade eut une hémorrhagie secondaire qui céda vite, grâce au repos et à l'emploi du seigle ergoté.

Cette malade s'est bien rétablie.

Voici deux observations que je dois à l'obligeance de mon ami, M. Charrin, interne des hôpitaux de Lyon :

Louise B..., 25 ans, bien constituée, entre le 8 décembre 1872 à la Maternité (service de M. Laroyenne). La dernière menstruation a eu lieu au milieu d'octobre. Depuis ce matin, elle a été prise d'hémorrhagie sans cause appréciable.

Au toucher, on trouve le col mou, sa cavité ne peut recevoir l'extrémité de l'index.

L'hémorrhagie est assez abondante, la malade accuse des douleurs lombaires abdominales très-vives avec effort d'expulsion.

Deux heures du soir. On applique le pessaire Gariel jusqu'à 7 heures du soir. L'hémorrhagie est arrêtée, mais les douleurs sont plus vives.

On applique de nouveau le pessaire durant la plus grande partie de la nuit. Ces douleurs se sont maintenues jusque vers cinq heures du matin. On enlève le pessaire et on trouve au milieu des caillots un œuf à peu près entier.

Les suites sont simples, et six jours après l'expulsion de l'embryon, la malade sortait guérie.

Obs. Marie T..., 20 ans, primipare, entre le

25 novembre 1872 (service de M. Laroyenne). La dernière menstruation a eu lieu dans la deuxième quinzaine d'octobre. La veille, elle avait été prise d'hémorrhagie avec des douleurs assez fortes dans les reins.

Dix heures du matin. On applique le pessaire jusqu'à cinq heures du soir. Sa présence détermine des douleurs très-vives, en même temps l'hémorrhagie diminue. Le lendemain, on trouva dans les alèzes des débris de membrane. Les suites furent simples. La malade sortit cinq jours après entièrement guérie.

Dans ces deux cas, l'application du pessaire a coïncidé nettement avec l'augmentation des douleurs et avec la cessation de l'hémorrhagie.

Avant nous, Joulin a recommandé l'application du pessaire Gariel dans les hémorrhagies de l'avortement ; il le préfère au tampon en queue de cerf-volant, qui est parfois assez difficilement supporté. Mais nous croyons qu'on aurait tort d'employer cette méthode indistinctement dans toutes les hémorrhagies. L'application du ballon à air est toujours suivie de contractions utérines qui arrêtent l'hémorrhagie, il est vrai, mais qui aussi peuvent aller jusqu'à l'expulsion de l'œuf. Ce résultat peut être évité assez souvent, on doit même l'éviter aussi souvent que possible, et dans ce cas, le repos horizontal, l'immobilité, les applications froides, et surtout l'opium permettront plus sûrement à la grossesse de poursuivre sa marche et d'arriver à terme.

Ainsi, on doit se montrer prudent dans l'application dela méthode que nous préconisons.

Comme nous le disions plus haut, l'hémorrhagie peut survenir après l'expulsion de l'œuf, mais avant l'expulsion des membranes. Cette dernière partie de l'avortement, on le sait, est de beaucoup la plus importante à partir du troisième mois jusqu'au cinquième.

Il arrive très-souvent que la sortie de l'embryon se fait sans trop de difficultés, tandis que les membranes plus adhérentes restent emprisonnées dans la cavité utérine, le col revenant sur lui-même; comme conséquences, il y a à craindre une hémorrhagie plus ou moins abondante ; en outre, au bout d'un certain temps, des phénomènes de putréfaction se développent dans les parties enclavées, et à la suite, des accidents de septicémie assez analogues à la prétendue fièvre puerpérale, mettent en danger les jours de l'accouchée.

D'une façon générale, on ne doit pas intervenir chirurgicalement s'il y a simplement rétention du placenta, sans complication de perte de sang, car il arrive souvent que la délivrance se fait spontanément et on aurait le plus grand tort de brusquer la délivrance, au risque de produire des déchirures sur le col. (Emploi des pinces à faux germe, curette, etc.) En outre, il peut arriver que le placenta fasse une légère hernie à travers les lèvres du col; il faut se garder d'arracher violemment ces parties prolabées qui irritent légèrement le col, provoquent de nouvelles contractions utérines et favorisent ainsi l'expulsion entière de l'arrière-faix.

Comme on le voit, la conduite de l'accoucheur est bien différente s'il survient une perte de sang ; dans ces cas, il faut agir et agir vite. Voici encore un fait que je dois à M. Pomiès, ancien médecin de l'Hôtel-Dieu de Lyon. Ce praticien utilise depuis longtemps le ballon à air pour les hémorrhagies de ce genre, soit dans sa clientèle de la ville, soit à l'hôpital.

Louise M......, âgée de 38 ans, a eu un accouchement à terme il y a 2 ans, entre le 21 décembre 1868. — Il y a 18 jours, avortement d'un fœtus de trois mois environ. — La malade a eu une perte de sang assez abondante, le 4e et le 5e jour qui a suivi l'avortement ; récidive, il y a huit jours ; la perte de sang dure toute la journée, et s'est améliorée depuis trois jours seulement, sous l'influence du seigle ergoté.

La malade ressent des douleurs assez vives dans les reins, à l'hypogastre et à la région iliaque gauche. Le fond de l'utérus déborde de trois travers de doigt la symphyse pubienne. Pâleur et faiblesse. Au toucher, on trouve un col volumineux, mou, entr'ouvert, le doigt arrive jusque sur l'orifice interne, rien aux culs-de-sac.

Le 2 décembre, malgré l'administration du seigle ergoté, la perte a continué ; à cette date, on trouve le segment inférieur de l'utérus plus volumineux, plus tendu, on applique le pessaire Gariel pour provoquer des contractions utérines,

— celles-ci sont survenues peu après et au bout de 24 heures on constatait que le col est très-ramolli, l'orifice interne permettait l'introduction de l'index jusqu'au fond de l'utérus, et on a pu de cette façon extraire un placenta de la grosseur d'un œuf de poule. Cette extraction a été lente et laborieuse, car le placenta présentait des adhérences sur le fond et la paroi postérieure de la matrice.

A la suite, la malade a eu une légère perte de sang, quelques frissons et des coliques qui ont duré jusqu'au 11. A partir de cette époque, le col s'est rétréci, est devenu plus dur, le fond s'est abaissé et le 21 décembre le malade sortait guéri.

Ici l'emploi de l'instrument n'a pas expulsé le délivre puisqu'il présentait des adhérences avec le fond de la matrice, mais il a provoqué le ramollissement et la dilatation du col et a ainsi permis de pénétrer dans l'intérieur de l'organe.

Voici une nouvelle observation que nous avons recueillie à la Maternité, dans le service de M. Laroyenne :

Avortement au troisième mois. — Rétention du placenta. Application du pessaire. — Délivrance.

Pauline S....., 30 ans, cuisinière, multipare, entre le 28 septembre 1872, à la Maternité. Ses accouchements antérieurs ont été normaux. Le début de la grossesse remonte au commencement de juillet.

Le 26 septembre au soir, sans cause appréciable,

la malade a eu une perte rouge assez abondante, au moment où elle se couche.

Le 27, malaise, abattement, quelques douleurs lombaires. La perte continue, légère.

Dans la nuit, les douleurs deviennent tout à coup plus vives, la malade se fait conduire à la Charité et les douleurs cessent vers trois heures du matin.

On n'a pu découvrir aucun vestige d'embryon dans les caillots; le cordon s'étant rompu, on n'a pu pratiquer la délivrance.

Le 28, à la visite, on constate que le col est allongé, l'orifice externe est très-dilatable; l'orifice interne au contraire est revenu sur lui-même, ne peut donner passage au doigt explorateur. En outre, la cavité cervicale est remplie par une masse molle, c'est une partie du placenta dont le reste est emprisonné dans la cavité utérine.

Il n'y a pas d'hémorrhagie, mais les douleurs ont complètement cessé, le fond de l'utérus se trouve à trois travers de doigt au dessus de la symphyse pubienne.

On applique le pessaire Gariel qui détèrmine quelques douleurs hypogastriques.

Le 29. — Le pessaire a déterminé quelques douleurs qui persistent; la malade a rendu quelques lambeaux de placenta.

Soir. — La délivrance est déterminée, la cavité du col est complètement vide, les lochies sont normales.

1er octobre. — L'état général est excellent. A l'hystéromètre, on a, comme profondeur de l'utérus, 7 centimètres 1/3. L'orifice externe se rétrécit, les suites sont simples.

Le 6. — La malade est guérie.

Il est possible que la délivrance se fût faite par les seuls efforts de la nature, mais la coïncidence des contractions utérines et l'expulsion hâtive du placenta démontrent également que l'application du pessaire a été de quelque utilité.

Hémorrhagie par insertion vicieuse du placenta.

C'est M. Rodet (de Lyon) qui a eu le premier l'idée d'appliquer le pessaire-ballon dans les hémorrhagies de ce genre. Il a publié en 1866 deux observations: dans l'une, il s'agissait d'une métrorrhagie de moyenne intensité, mais se renouvelant fréquemment et mettant aussi en péril les jours de la mère et de l'enfant. Le pessaire ballon, tenu en permanence pendant trois jours, permet au col de se dilater, en déchirant les adhérences du placenta, sans provoquer l'hémorrhagie et, lorsqu'il fut expulsé par les contractions utérines, le col était assez ouvert pour que la poche des eaux s'y engageât et arrêtât elle-même la perte du sang, en refoulant le placenta.

Dans l'autre observation, les effets du pessaire ont été exactement les mêmes, *les douleurs se rapprochèrent, en augmentant d'intensité*; appliqué à

Cas remarquable de dystocie. Lyon 1866. A. Vingtrinier.

8 heures 1/2 du matin, l'accouchement eut lieu à 11 heures 1/2.

Je dois une observation semblable à l'obligeance de mon excellent maître M. le Dr Chappet.

Hémorrhagie suite d'insertion vicieuse du placenta. — Présentation du tronc. — Application du pessaire. — Version. — Guérison (Chappet).

Mme R......, multipare, présente un léger rétrécissement du côté droit du bassin, suite d'une maladie de la hanche. Une fois on fut obligé de l'accoucher au forceps.

Est à peu près à terme. 1re hémorrhagie le 26 avril 1866. Récidive le 3 mai, le travail était commencé et les premières douleurs avaient ramené l'hémorrhagie. On constate l'insertion du placenta, mais absence d'extrémité céphalique dans la présentation, forme spéciale du ventre, diagnostic : *présentation transversale.*

M. Chappet applique le pessaire Gariel, l'hémorrhagie cesse, et les contractions marchent normalement ; vers 5 heures du matin, le 4 mai, le ballon est chassé, on pénètre dans l'utérus, rupture de la poche des eaux, version podalique.

Délivrance normale. Pas d'hémorrhagie secondaire. Suite de couches, d'abord simples, puis compliquées d'une pneumonie gauche. Aujourd'hui, la mère et l'enfant se portent bien. (Annales de la Société de médecine de Lyon, 1867).

M. Rodet s'est surtout appliqué à employer le pessaire-ballon comme hémostatique, il l'a regardé comme un succédané du tamponnement à la charpie et succédané plus avantageux. Mais nous croyons qu'il faut y voir en outre un irritant du col utérin, un excitant des contractions utérines et que son indication est plus spéciale aux cas d'hémorrhagie de moyenne intensité, surtout lorsque l'insertion près du col sera compliquée d'une position vicieuse, comme dans l'observation de M. Chappet. En effet, on pourra appliquer ou enlever l'instrument pour ainsi dire à volonté, on pourra suivre la marche progressive du travail et intervenir à propos ; mais, si au contraire, l'hémorrhagie est abondante, menaçante, et si d'autre part, l'accouchement n'est pas encore possible, nous croyons que le tamponnement vaginal plus utile comme hémostatique et se moulant plus facilement sur les anfractuosités du vagin en comblant les vides, et à ce point de vue il est prudent de distinguer. Malgré ses imperfections et ses dangers, malgré les craintes qu'il inspirait à Mme Lachapelle (1), le tamponnement vaginal est encore la barrière la plus sûre contre l'hémorrhagie utérine.

Nous adoptons l'idée de M. Stoltz, qui regarde le tampon comme le meilleur obturateur, mais nous le croyons peu propre à provoquer des contractions utérines, comme Schœller l'a proposé le premier. On sait que dans un cas, ce travail ne s'est terminé qu'au bout de dix-sept jours.

(1) 6e Mémoire, t. II, p. 362.

Accouchement provoqué.

Macaulay le premier, en 1756, pratiqua l'accouchement spontané par la ponction des membranes. Il obéissait en cela aux inspirations des accoucheurs anglais, ses contemporains. On peut dire aussi qu'il mettait en pratique les préceptes de Louise Bourgeois. Depuis cette époque, les moyens se sont multipliés et aujourd'hui on n'a que l'embarras du choix.

Avant toutes considérations, nous donnerons trois observations dans lesquelles le travail a été provoqué ou accéléré par l'emploi du ballon à air.

Nous devons la première à notre ami M. Madier.

Obs. Bassin régulièrement rétréci. — Accouchement prématuré au commencement du huitième mois. — Guérison. (Madier.)

Marie-Antoinette S...., âgée de 18 ans, entre à la Maternité, le 1er février 1872. Les dernières règles datent du 15 au 20 mai 1871.

Taille 1 m. 50. Primipare. Aucune trace de rachitisme sur les membres inférieurs. Voici les résultats de son examen pratiqué vers le 5 février.

Aucun accident de la grossesse jusqu'à présent.

Mensuration externe :

D'une épine iliaque antérieure et supérieure à l'autre, 21 centimètres.

Du milieu de la crête iliaque, 24 cent. 1/2.

Diamètre sacro-pubien externe, 17 cent.

Par le toucher on arrive facilement sur l'angle

sacro-vertébral ; par la mensuration externe le diamètre sacro-pubien supérieur donne 7 et demi à 8 cent.

L'inclinaison de la symphyse pubienne est normale. Sur les côtés, le toucher arrive facilement sur les parois de l'excavation. Du reste le bassin présente des formes apparentes régulières.

Le 8. Col fortement porté en arrière. Vagin étroit; on arrive difficilement sur le col. Cependant on peut constater qu'il a sa longueur, il est ramolli et l'orifice intérieur est bien fermé.

A dix heures, on applique le pessaire à boule, il est bien supporté et ne gêne pas la miction.

Le 9, à dix heures du matin. Depuis hier soir, douleurs de reins, quelques douleurs de ventre, on enlève le pessaire qui est enveloppé de beaucoup de glaires sanguinolentes.

Par le toucher, on constate que le col est effacé, souple, dilaté à 0,50 cent.

La poche des eaux commence à bomber.

Deux heures du soir. La dilatation est au-dessus de 3 centimètres. La poche des eaux très-tendue, on ne peut encore apprécier la présentation ni la position. Les bruits du cœur ont leur maximum à gauche et un peu au-dessous de l'ombilic. Douleurs fortes.

Quatre heures. Dilatation complète. Rupture de la poche des eaux, par le toucher on sent la petite fontanelle à gauche et en avant (occipito-iliaque gauche antérieure).

Six heures. Commencement de l'engagement. Bosse sanguine assez forte.

Sept heures 25. Mieux. Terminaison de l'accouchement spontané. L'enfant est un garçon, faible, pesant 2 kilogr., 30 gr. Il respire difficilement tout d'abord.

La délivrance a été naturelle.

Le 11. L'enfant est mort.

Le 19.. La mère est guérie.

Rétrécissement rachitique. — Accouchement prématuré. — Suites très-simples.

Julie R...., âgée de 20 ans, primipare, dernière menstruation fin décembre, a eu une grossesse assez bonne. Cette femme présente une taille courte, forte déviation de la colonne, sans gibbosités : lésion datant de l'enfance; elle n'a marché qu'à l'âge de 3 ans, et les jambes portent des traces non équivoques de rachitisme.

Par la pelvimétrie soit interne, soit externe, on constate un diamètre antéro-supérieur de 8 cent. et demi environ.

14 septembre, soir. Le col est fortement dévié à gauche, encore allongé et nullement entr'ouvert. On introduit le pessaire à boule pour provoquer l'accouchement.

Le 15, matin. Quelques douleurs pendant la nuit, le col est notablement ramolli, légèrement entr'ouvert, mais encore allongé.

Soir. Les douleurs ont continué, très-soutenues,

surviennent toutes les dix minutes environ, on peut pénétrer dans l'orifice interne du col, la poche des eaux se forme.

Le 16. Depuis hier soir à neuf heures, on a enlevé le pessaire par suite de douleurs trop vives; le matin, le col est à 1 franc, aussi le travail a marché pendant la nuit, malgré l'absence du pessaire. Du reste la femme a beaucoup souffert, insomnie complète. La poche des eaux est très-saillante, le col dilatable. Derrière le pubis, on sent la tête qui s'engage.

Le 17. Accouchement pendant la nuit. Délivrance normale. L'enfant est petit, mais bien constitué, pèse 2 kilog., 100 grammes.

Le 25. La malade va bien. Les suites de couches ont été très-simples. Elle partira demain. L'enfant est également en bon état.

Rétrécissement de l'excavation. — Accouchement provoqué. — Dilatateur de Tarnier. — Éponge-Pessaire. — Guérison.

Marie F...., âgée de 42 ans, de Crémieux (Isère), multipare, dernière menstruation datant du 4 novembre.

Il y a dix ans, cette femme a eu un premier accouchement qui nécessita la céphalotripsie, elle était à terme, les suites furent graves (éclampsie, péritonite).

Cette femme présente une inclinaison des branches du pubis en bas et en arrière, il y a une *barrure du bassin*, mais par le vagin, le doigt arrive avec peine dans l'excavation du sacrum.

En présence de cette lésion et des accidents qui ont accompagné le premier accouchement, on décide de provoquer l'accouchement.

1er juin. Application du dilatateur de Tarnier. Malheureusement la boule crève au bout de quelques heures d'application.

Le 3. On introduit le conducteur seul de l'instrument précédent, il y a une légère hémorrhagie, mais absence complète de douleurs.

Le 5. On introduit une éponge préparée dans le col qui est entr'ouvert, mais encore allongé. A dix heures du soir, il y a rupture de la poche des eaux; à la suite, les douleurs qui avaient commencé à se déclarer cessent subitement.

Le 6, matin. Il n'y a pas de douleurs. On applique le pessaire à boule et le soir vers cinq heures le travail se déclare franchement; à minuit, tout était terminé. L'enfant n'a vécu que quelques heures, il pesait 1 kilogr., 920 grammes.

Les suites de couches ont été simples pour la mère, la fluxion mammaire n'est guère survenue que le cinquième jour.

Le 16. La malade sort guérie.

Nous n'avons pu recueillir que ces trois observations et on conçoit bien qu'avec une aussi mince statistique, nous ne mettions pas notre procédé au-dessus ou même à côté de certains procédés entrés depuis longtemps dans la pratique et ayant subi une longue expérimentation.

Dans l'article *Accouchement* du Dictionnaire de médecine et de chirurgie pratiques, M. Stoltz range en deux catégories les moyens pouvant provoquer le travail :

1° Moyens directs, agissant plus sûrement et qui sont *la dilatation du col* (éponge), le *décollement des membranes* et la *ponction de l'œuf.*

2° Moyens indirects : douches utérines, excitants directs réflexes, emménagogues galvanisme; le pessaire-ballon rentrerait dans cette catégorie. Ces différents moyens auraient une action beaucoup plus incertaine, employés séparément.

C'est entièrement notre avis et nous sommes convaincus que l'éponge préparée agira plus vite et plus efficacement. Le professeur de Strasbourg place cette méthode en première ligne parmi les moyens directs. Il en est de même du décollement des membranes et de la ponction de l'œuf, comme la pratique Meissner. Mais aussi le ballon à air sera loin de présenter les dangers de ces deux derniers procédés.

Le dilatateur de Tarnier est un instrument relativement cher. Sa place est plutôt dans l'arsenal d'une Maternité que dans le modeste bagage d'un praticien ; en outre, il arrive si facilement à l'ampoule de crever, comme nous le rapportons dans notre dernière observation, qu'on aurait tort de compter absolument sur lui. Quant à la ponction des membranes, on sait qu'elle n'est pas sans gravité, surtout pour l'enfant.

Les douches utérines, recommandées par Kiwich, ne sont pas également sans danger. D'après Joulin, elles ont déterminé en France la mort de trois fem mes au moins (1). Simpson en cite 1 et Sarati 2. Sur trente-six observations compliquées d'accidents, il y a eu 12 morts.

Nous croyons le pessaire Gariel supérieur aux autres procédés : *tamponnement vaginal*, indiqué par Schœller, qui est douloureux, difficilement supporté, et dont nous avons parlé précédemment; *frictions sur le fond de la matrice*, *galvanisme*, dont l'effet est douloureux, l'action incertaine, lente, passagère, d'une application difficile ; *douches d'acide carbonique* (Scanzoni, Dor) d'une application plus difficile encore.

En passant, nous dirons quelques mots d'un procédé très-analogue au nôtre; il s'agit du *calpeurynter* de Braün. Il nous a été impossible de nous procurer en France cet instrument, et, comme il fallait le faire venir de Vienne, le temps nous a manqué pour faire des études comparatives.

Nous dirons seulement que l'instrument de Braün se remplit avec de l'eau, il est donc plus pesant, doit probablement comprimer davantage le rectum. Quant aux autres inconvénients, nous en avons parlé dans l'introduction.

En terminant, nous dirons que notre instrument peut incontestablement déterminer l'accouchement avant terme. Des observations plus nombreuses manquent encore, si tant est que le chiffre brut, la chose invariable, la moyenne puisse convenir pour apprécier l'orgnisme humain essentiellement va-

(1) Traité complet d'accouchement. Paris 1867.

riable. Quoi qu'il en soit, nous rapporterons ce précepte que donne M. Stoltz à propos des divers moyens employés pour pratiquer l'accouchement provoqué (1). « Il n'est pas raisonnable de vouloir absolument atteindre le but par un seul et unique moyen : souvent il sera indiqué de faire suivre celui qu'on a choisi de préférence par un autre qui complétera son action. »

Nous en avons la preuve dans notre dernière observation (Marie F...). Là, il a fallu employer non-seulement le dilatateur Tarnier et l'éponge préparée, mais encore le pessaire à boule qui a déterminé les contractions qui se faisaient attendre et a ainsi contribué incontestablement au résultat final. Comme dans l'avortement, il pourra être utilisé tout d'abord, lorsque le col encore fermé se laisse difficilement pénétrer par l'éponge préparée ou le conducteur de l'instrument de Tarnier. Il pourrait se faire qu'il ne puisse mener jusqu'au bout l'accouchement provoqué, bien que jusqu'à présent il nous ait toujours réussi, mais il aura préparé la voie à des moyens plus efficaces, et c'est à ces différents points de vus que nous le recommandons aux praticiens.

Inertie utérine.

Il s'agit ici de l'inertie qui survient pendant le travail et avant l'accouchement. L'inertie, dit Joulin, est une exagération des intermittences natu-

(1) Art. *Accouchement* du Dictionnaire Jaccoud.

relles de la contractilité. Lorsque le travail, en dehors de toute complication autre que la faiblesse des contractions, se prolonge au delà de trente heures, on admet l'inertie utérine. Dans ces cas et par elle-même, la durée du travail est une source de sérieux dangers pour la mère. Ceci résulte du relevé de Collins, cité par Simpson (1). D'après cette statistique, la mortalité des accouchées est en raison directe de la longueur du travail. Le professeur d'Edinbourg adopte pleinement cette manière de voir.

Du côté de l'enfant, les dangers ne sont pas moindres, surtout pendant la période d'expulsion.

D'après Cazeaux, l'enfant succombe une fois sur quatre quand la tête séjourne dans l'excavation plus de sept à huit heures après la dilatation et la rupture de la poche des eaux.

Dubois estimait que l'expectation ne devait guère dépasser sept à huit heures après la rupture des membranes. C'est aussi l'avis de Joulin, qui trouve que Chailly a dépassé les limites de la prudence en portant la durée de l'expectation dans ces conditions jusqu'à quinze et vingt heures.

Collins a fait une statistique pour le fœtus, analogue à celle citée plus haut, et il a trouvé que la progression et la durée du travail est aussi défavorable pour le fœtus que pour la mère.

C'est ici que le pessaire de Gariel trouve son application la plus utile. C'est notre maître, M. La-

(1) Obst. Works, t. I.

royenne qui a eu le premier l'heureuse idée de l'employer pour accélérer la marche du travail.

Voici en deux mots sa première observation :

Obs. — Une malade multipare, âgée de 25 ans, est prise de douleurs d'accouchement vers onze heures du soir. Les eaux s'écoulent à cinq heures du matin. A six heures, M. Laroyenne constate une dilatation d'une pièce de 5 francs, et une première présentation du vertex. Les douleurs ont complétement cessé. Pour cette raison, à sept heures et demie, on applique le pessaire Gariel qui est chassé après deux contractions douloureuses. Avant huit heures l'accouchement était terminé.

Voici deux faits analogues que je dois à l'obligeance de mon collègue Madier :

Obs. — Accouchement spontané à huit mois. — Lenteur de travail. — Application du pessaire. — Travail promptement terminé. — Guérison.

X... est à l'Antiquaille, dans la salle Sainte-Blondine depuis un mois et demi environ ; elle est atteinte de vaginite et d'hémorrhoïde. C'est une fille publique non syphilitique, multipare. Son premier accouchement remonte à trois ou quatre ans, il a été naturel.

15 mai 1872. La malade a quelques douleurs légères depuis deux à trois jours. A l'examen, on constate que le col est entr'ouvert, ramolli ; il a encore 1 centimètre de long. On vérifie la présenta-

tion occipito-iliaque gauche antérieure. Bruits du cœur à gauche.

Le 15. Les douleurs ont été plus accentuées. Vers quatre heures du soir on constate que le col est entièrement effacé, commence à se dilater.

A huit heures du soir, la dilatation est à 1 franc, les douleurs sont très-fortes.

A minuit, mêmes douleurs vives, mais la dilatation n'a pas changé; la poche des eaux n'est pas rompue.

La malade est très-anxieuse. On applique le pessaire qui est très-bien supporté. On l'enlève une seule fois pour laisser uriner la malade.

Le 17. A trois heures du matin, rupture de la poche des eaux et expulsion quelques minutes après.

La délivrance a été normale.

Par l'exploration interne, on constatait un rétrécissement antéro-postérieur du détroit supérieur de 9 centimètres environ.

L'enfant est mort quelques jours après sa naissance.

Du côté de la mère, les suites ont été très-simples. Frisson unique le lendemain de l'accouchement, n'ayant pas eu de suites fâcheuses.

Obs. Rétrécissement du bassin de sept et demi à huit centim. — Application du pessaire Gariel pour ranimer les douleurs. — Application de forceps consécutive.

Thérèse P..., âgée de 36 ans, multipare, femme de petite taille, d'une intelligence peu développée.

n'a commencé à marcher qu'à l'âge de 4 ans. Première grossesse il y a quatre ans, l'accouchement fut laborieux et terminé par la version qui amena un enfant mort, après beaucoup de difficultés pour l'extraction de la tête.

Apparition des douleurs, le 10 mars à dix heures du matin.

Le 7 mars, à trois heures du matin, rupture de la poche des eaux. On constate alors une seconde position du vertex et un rétrécissement sacro-pubien de 8 centimètres environ. Les contractions et les douleurs qui jusque-là avaient été assez fortes se ralentissent vers sept heures du matin, et l'orifice du col revient sur lui-même. On applique alors le pessaire Gariel, les douleurs reparaissent aussitôt plus énergiques, un thrombus considérable se forme, le col se dilate de nouveau, mais la tête n'avance pas. Vers trois heures du soir, les battements du cœur de l'enfant faiblissent. On applique le forceps. Après dix minutes de tractions très-modérées, on amène un enfant mort pesant 3,200 grammes.

Délivrance normale. Seigle ergoté, 1 gramme.

Le 8. Ventre souple, non douloureux à la pression. Quelques coliques utérines qu'on attribue au seigle.

Le 9. Un peu d'affaiblissement, quelques douleurs au bas-ventre. Le soir, début d'une péritonite suraiguë. Mort à onze heures du soir.

A l'autopsie, on remarque une injection de toute la surface du péritoine et un épanchement sanguin sous-péritonéal. On remarque, en outre, une disjonction de la symphyse sacro-iliaque droite, et de la symphyse pubienne dont les bords mesurent un écartement de 2 centimètres.

Dans cette dernière observation, l'application du pessaire n'a pu déterminer l'expulsion du fœtus, comme dans les deux autres qui la précèdent, ce que l'on explique facilement par l'obstacle mécanique déterminé par le rétrécissement du pelvis. Aussi, il sera prudent de s'assurer auparavant de l'angustie pelvienne, afin d'intervenir avec le forceps, quand il y aura toutes les conditions nécessaires. On aurait tort de faire contracter inutilement un utérus qui à lui seul ne peut vaincre un obstacle matériel.

Obs. Crises d'éclampsie. — Rupture hâtive de la poche des eaux. — Application du pessaire. — Dilatation du col. — Terminaison de l'accouchement par le forceps. — Mort.

Julie E..., 23 ans, entre à la Maternité dans la nuit du 4 au 5 octobre. Les douleurs ont commencé le 4 dans la soirée.

La poche des eaux s'est rompue le 5 octobre à une heure du matin. Peu après, céphalalgie vive, puis crises d'éclampsie qui ont été subintrantes, puisque de une heure à six heures et demie, la malade en a eu quatorze.

Vers sept heures du matin, on commence les inhalations de chloroforme. 2 crises jusqu'à huit heures.

A huit heures, on reconnaît au toucher que la tête est engagée, mais le col n'est qu'à cinq sous, non dilatable. La poche des eaux est rompue, on reconnaît une céphalo-iliaque gauche antérieure. Les battements du cœur de l'enfant ont cessé. La malade est dans le coma, ne répond nullement aux questions, les membres sont dans la résolution. Peu après l'application du ballon, on reconnaît que les douleurs ont continué, à la rigidité tétanique des parois utérines. Crise d'éclampsie peu après.

A huit heures et demie, la dilatation est à 50 centimètres.

A neuf heures et demie, nouvelle crise.

A dix heures, nouvelle crise.

A onze heures, nouvelle crise.

A midi, on enlève le pessaire, et à une heure on constate que la dilatation du col est complète, mais on n'applique le forceps qu'à trois heures du soir. Enfant mort. Délivrance artificielle.

La femme meurt une demi-heure après l'accouchement.

La mort ne peut être attribuée qu'à l'urémie éclamptique, mais il faut l'avouer ici, la dilatation du col ne doit pas être entièrement mise sur le compte du ballon à air. Il est bien possible que l'état grave de la malade, l'approche de l'agonie aient agi plus puissamment ; néanmoins, j'ai relaté ce fait pour montrer que l'application du ballon n'a pas aggravé la situation en provoquant des crises plus nombreuses. Celles-ci ont continué, mais moins pressées qu'avant l'entrée de la malade. Il est vrai qu'on pratiquait conjointement des inhalations de chloroforme.

Nous citons en dernier lieu une observation que nous a remise notre ami, le Dr Daniel Mollière, elle est des plus intéressantes :

Lenteur du travail. — Procidence du cordon. — Application du pessaire. — Version podalique. — Pneumonie lobaire. — Mort. (Dr Mollière.)

La nommée X..., âgée de 30 ans, entre le 14 septembre 1871 à la Maternité (service de M. Delore). C'est une multipare dont les accouchements antérieurs ont été naturels, mais son état actuel est peu satisfaisant, elle est amaigrie, faible, cachectique.

A son arrivée, vers minuit, on constate un ramollissement assez notable du col qui est entr'ouvert. Il n'y a pourtant pas de douleurs. On perçoit à travers la poche des eaux un membre assez mobile, qu'il est à peu près impossible de déterminer, et en arrière de lui, une masse molle, tendant à s'engager dans l'orifice du col. Elle présente des battements évidents, c'est le cordon.

Les battements du cœur du fœtus sont facilement perçus et ne présentent rien à noter.

Vers six heures du matin, quelques douleurs peu accentuées, le cordon est toujours en procidence, mais le membre perçu la nuit a disparu, la tête ne tend pas à s'engager. Vers huit heures, il y a quelques douleurs espacées de vingt minutes environ, on sent toujours battre le cordon.

Vers huit heures et demie, M. Laroyenne prescrit l'application du pessaire Gariel. Au bout de dix minutes, une douleur apparaît, suivie bientôt d'une seconde beaucoup plus longue, dix minutes plus tard. Au bout d'une demi-heure d'application, elles reviennent toutes les cinq minutes environ. La dilatation marche rapidement, et à dix heures et demie elle est à peu près complète.

On pratique alors la version podalique, la poche des eaux étant encore intacte. Elle ne présente aucune difficulté. L'enfant est arrivé vivant, mais il a succombé le lendemain à des phénomènes de congestion pulmonaire.

La mère est morte quatre ou cinq jours après d'une pneumonie lobaire, dont on a pu constater les symptômes dès le lendemain de l'accouchement.

Nous insistons particulièrement sur le fait rapporté par M. le Dr Mollière, il est analogue à celui de M. Chappet, en ce sens qu'une intervention était nécessaire pour l'extraction du fœtus. Dans les deux cas les contractions ont redoublé, et le chirurgien a pu prévoir, grâce à l'application du pessaire, le moment le plus favorable à une intervention, il n'a pas été devancé ni surpris par les événements : ce qui était à redouter; au contraire, il a pour ainsi dirigé les contractions utérines jusqu'à entière dilatation du col. C'est là un résultat bien enviable à la suite de certains diagnostics, et nous croyons qu'en pareilles circonstances, l'emploi du ballon à air serait de la plus grande utilité.

On voit également d'après nos observations que le ballon à air n'agit pas seulement pendant la période de dilation du col, mais encore pendant la période d'expulsion (Voir l'observation de M. Laroyenne.) Chaque fois que chez des femmes en travail, quelle que soit la période, nous avons introduit le ballon, il est survenu des douleurs plus vives, plus pressées, plus longues, et en même temps, il était facile de s'assurer par la palpation abdominale, que ces douleurs coïncidaient avec une contraction du corps de la matrice qui devenait dure et douloureuse.

Ce résultat est supérieur à celui qu'a obtenu M. Tachard au moyen de l'électricité (1).

Je passe sur la difficulté matérielle indispensable pour se procurer l'appareil nécessaire. Mais cet auteur a vu que les courants sont incapables de provoquer des douleurs quand il n'y a pas un commencement de travail. En outre, l'inertie de l'utérus qui survient pendant la période d'expulsion, ne peut être combattue par l'électricité, c'est seulement pendant la période de dilation du col que l'effet utile des courants est incontestable.

Lorsque cette dilatation est achevée, que la poche des eaux est rompue, et qu'il y a inertie, on ne pourra penser ni à l'éponge préparée ni à la ponction des membranes, ni à leur décollement, on est ainsi privé des moyens les meilleurs, les plus efficaces pour faire contracter l'utérus, — et cependant on a vu plus haut qu'il y aurait de graves inconvénients pour la mère comme pour l'enfant à retarder la parturition. — C'est dans ces cas surtout qu'en

(1) De l'électricité appliquée à l'art des accouchements. Paris 1872. A. Delaye.

l'absence d'un rétrécissement du bassin, on pourra appliquer le pessaire ballon. Nous savons bien que l'application du forceps résoudra facilement la difficulté. Mais on sait, d'autre part, que l'usage de cet instrument est redouté au suprême degré par les femmes en travail ; cet usage peut avoir pour elles de graves conséquences, et en outre, son application nécessite la présence d'un homme de l'art, tandis que le ballon peut être mis en place par une sage-femme, par une simple garde-malade, et Dieu sait s'il se fait des accouchements en France sans la présence d'un médecin.

Il nous est impossible d'établir les conditions dans lesquelles, le ballon à air sera impuissant, mais on aurait tort de se priver d'un moyen qui a déjà rendu quelque service, et que nous nous permettons de recommander aux accoucheurs. Nous serions amplement récompensé de notre peine, si ce travail pouvait provoquer des recherches ultérieures.

CONCLUSIONS.

I. Le ballon à air, introduit dans le vagin, provoque des contractions utérines.

II. Soit seul, soit conjointement avec d'autres procédés, il trouve une application utile dans l'avortement et l'accouchement provoqués.

III. Dans les hémorrhagies de moyenne intensité, survenant à la suite de l'implantation du placenta sur le col, il agit à la fois comme tampon et comme provocateur du travail.

IV. Il est plus spécialement utile dans le travail ralenti par inertie utérine ; il réveille les douleurs quand elles cessent et les augmente quand elles existent, soit dans la période de dilatation du col, soit dans la période d'expulsion.

V. Son emploi est des plus simples, il est entièrement dépourvu d'inconvénients.

A. Parent, imprimeur de la Faculté de Médecine, rue Mr-le-Prince, 31.

www.ingramcontent.com/pod-product-compliance
Ingram Content Group UK Ltd.
Pitfield, Milton Keynes, MK11 3LW, UK
UKHW021038180726
13838UKWH00004B/1875

9 782329 167336